DE LA FORMATION

ET DU MODE D'ACCROISSEMENT

DES DENTS,

DE L'INFLUENCE DE LEUR ARRANGEMENT

SUR LES ARCS ALVÉOLAIRES.

PAR HENRY BLATIN,

DOCTEUR EN MÉDECINE DE LA FACULTÉ DE PARIS.

***

PARIS.

GERMER-BAILLIÈRE, LIBRAIRE,

RUE DE L'ÉCOLE-DE-MÉDECINE, 17.

—

1840

DE LA FORMATION

ET DU MODE D'ACCROISSEMENT

DES DENTS,

DE L'INFLUENCE DE LEUR ARRANGEMENT

SUR LES ARCS ALVÉOLAIRES.

PAR HENRY BLATIN,

DOCTEUR EN MÉDECINE DE LA FACULTÉ DE PARIS.

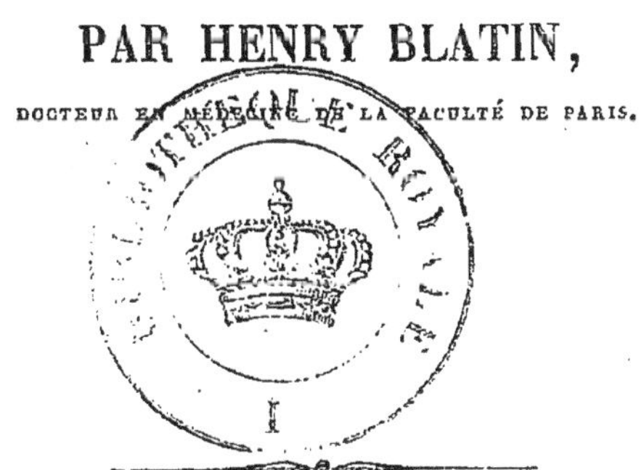

PARIS.

GERMER BAILLIÈRE, LIBRAIRE,

RUE DE L'ÉCOLE-DE-MÉDECINE, 17.

—

1840

A LA MÉMOIRE

DE MON EXCELLENT PÈRE

JEAN-BAPTISTE BLATIN,

Docteur en Médecine de la Faculté de Paris,
Professeur de matière médicale et de thérapeutique,
Médecin de l'Hôtel-Dieu de Clermont-Ferrand,
Ancien Président de l'Académie des sciences, arts et belles-lettres
de cette ville,
Membre de l'Académie royale de Médecine de Paris,
de la Société médicale d'Émulation, et de plusieurs autres
Sociétés savantes.

HENRY BLATIN.

C'est dans les traités spéciaux de Hunter,
Fauchard, Jourdan, Cuvier, de MM. Delabarre, Rousseau, Oudet, etc., qu'il faut
étudier tous les progrès de développement,
d'évolution et de remplacement des dents;
c'est dans ces auteurs et dans les bonnes
physiologies qu'il faut suivre les mutations
que la présence et l'arrangement de ces petits os impriment aux bords libres des mâchoires.

Je vais essayer d'exposer en quelques
pages les points principaux de cette partie
intéressante de l'anatomie.

DE LA FORMATION

ET DU MODE D'ACCROISSEMENT

DES DENTS.

I.

Les dents, véritables phanères de la muqueuse
digestive, suivant l'expression de M. de Blain-
ville (1), sont de petits ostéides, implantés par
gomphose, ou, pour mieux m'exprimer, à la manière d'un coin, dans les os maxillaires supérieur et inférieur. Sécrétés dans un follicule
membraneux qui porte le nom de *matrice*, par
un bulbe ou un germe, ils se composent, lorsqu'ils sont développés, de couches calcaires
ossiformes, emboîtées les unes dans les autres,
et auxquelles sont entièrement étrangers les
vaisseaux et les nerfs de cet organe producteur,

---

(1) Ce sont Mayer et Coothoven qui les premiers ont
montré l'analogie des dents avec les poils et les ongles
(Voyez dans le *Manuel d'anatom.* de Meckel, t. III, p. 102
la note de MM. Jourdan et Breschet).

que Bichat et, après lui, Cuvier ont appelé le *noyau pulpeux de la dent* (1).

Dès le second mois de la vie intra-utérine, les arcades alvéolaires du fœtus cachent déjà, dans l'épaisseur du repli membraneux qui forme la gencive, sous ce bourrelet cartilagineux temporaire, admis par la plupart des anatomistes, de nombreux et très-petits follicules rougeâtres de forme ovoïde. Contigus les uns aux autres, ils adhèrent supérieurement à la gencive, avec laquelle ils se continuent, et inférieurement, à la gouttière alvéolaire, dont la paroi sous-dentaire n'est point encore formée, et au tronc des vaisseaux

---

(1) *Dict. des sc. méd.*, t. VIII, p. 320. — M. Larrey pense que les dents diffèrent peu, par leur organisation, des autres os. M. Retzius, de Stockholm, et en même temps M. Purkinge, ont reconnu que la substance osseuse se compose principalement de fibres ondulées et de tuyaux cylindriques, qui commencent à la cavité de la pulpe, et s'étendent en rayons à la surface. M. Retzius les a vus se ramifier presque régulièrement, en s'amincissant, mais sans s'anastomoser. Sous le microscope, ils ressemblent à des vaisseaux remplis d'une substance blanche (*Lettre à M. Flourens*, Acad. des sc., septembre 1837). — M. Owen vient, plus récemment encore, 16 décembre 1839, d'adresser à l'Académie un mémoire où il exprime que la dent résulte de l'ossification d'un bulbe préexistant, et non de la sécrétion fournie par ce bulbe.

et des nerfs qui rampent dans ce large canal (1).

En avant et en arrière, ils correspondent aux follicules voisins, dont ils sont séparés, vers le troisième ou le quatrième mois de la conception, par des membranes ou cloisons fibreuses qui plus tard s'ossifieront, et concourront à la formation des parois alvéolaires (2).

Le sommet du petit sac, au fond duquel la pupille folliculaire est développée, présente une ouverture qui est fermée avant l'éruption des dents, et qui s'ouvrira pour leur livrer passage. Ce goulot se continue avec la gencive, et forme ce *gubernaculum*, cet *iter dentis* deviné par Fallope, démontré par Delabarre (3), nié plus tard par MM. Rousseau et Cruveilhier, puis adopté enfin par M. Oudet et par M. Serres, qui, avec l'anatomiste italien, l'attribue exclusivement aux organes de la seconde dentition (4).

---

(1) Hunter, *Histor. nat. dent.*, 1773, traduct. latine de Boddaert, p. 114.

(2) M. Oudet n'a jamais pu découvrir les follicules des bicuspides à l'époque de la naissance. Ce n'est que vers la seconde année qu'il a trouvé le germe de la bicuspide antérieure, et un peu plus tard celui de la postérieure (*Revue méd.*, t. III, p 488, Acad. des sciences).

(3) *Dissertation sur les dents.* Thèse; Paris, 1806.

(4) Oudet, article DENTIT., *Dict. de méd.* en 25 vol., t. X, p. 97. — Serres, *Essai sur l'anatom. et la physiol. des dents*, 1817.

L'enveloppe ou la membrane folliculaire pré-
existe à la pulpe. Elle est, dans le principe, rem-
plie d'un liquide rougeâtre, qui devient ensuite
jaune-blanchâtre et visqueux, et qui peu à peu
diminue, de manière à disparaître entièrement
à l'époque où la dent se montre au dehors (1).

Peu après que la vésicule pulpeuse a paru,
vers le troisième mois de la vie fœtale environ,
il se développe, à l'extrémité des vaisseaux qui,
réunis à du tissu cellulaire, forment le noyau ou
point vivant de la dent, un petit corps rougeâtre,
mou, extrêmement sensible, qui soulève en s'accroissant la membrane interne du sac folliculaire,
qui devient de cette manière son enveloppe
externe. Ce corps est la pulpe. Elle nage d'abord
dans le liquide qui occupe la capsule, et finit,
en s'accroissant peu à peu, par remplacer ce
liquide. Vers le commencement du troisième
mois, on peut apercevoir dans chaque moitié des
mâchoires quatre sacs, deux antérieurs et deux
postérieurs, adossées par paires étroitement l'une
contre l'autre (2). Les premiers, plus petits, séparés des autres par un intervalle assez grand,
sont les germes des incisives temporaires; les

---

(1) Rosset, *Dissert. sur la dentit.* Thèse ; Paris, an XII.

(2) Delabarre, *Dissert. sur les dents* , 1806.

autres appartiennent aux molaires sessiles, ou de la première dentition; un cinquième sac, pour la canine, apparaît à la fin du cinquième mois. Trente à quarante jours plus tard, le follicule de la première molaire permanente se montre; vers le septième mois, celui des incisives secondaires, et, un peu plus tard, celui de la canine et de la seconde grosse molaire se développent à leur tour.

Mais, à peine le germe pulpeux a-t-il paru que l'on peut déjà distinguer les premiers rudiments osseux de la dent. La matière calcaire qu'il sécrète à sa surface externe se dépose, en forme de petits chapiteaux très-minces, sous forme d'écailles élastiques, convexes et brillantes du côté libre, sur chacun des petits tubercules de la papille, mais sans y adhérer (1) : c'est une simple juxtaposition. Il y a autant de petits triangles écailleux qu'il doit y avoir de *cuspides* ou de sommets à la dent.

En même temps que cette sécrétion éburnée a lieu, celle de l'émail commence, de manière à ce que la petite écaille qui vient de se former se recouvre aussitôt d'une couche mince et régulière de cette matière, qui la rendra inattaquable à l'air (2).

---

(1) Cuvier, *Dict. des sc. méd.*, t. vii, p. 321.
(2) *Dictionn. de méd.*, 2e édit., t. x, p. 100.

A mesure que l'exsudation de l'ivoire produit de nouvelles couches, celles-ci s'étendent au-dessous des premières, qu'elles soulèvent, et dont le diamètre, aussi bien que l'épaisseur, s'accroît par cette addition progressive, tout en conservant la forme que le follicule producteur leur a imprimée. Ce travail achevé, la papille elle-même est soulevée du fond de l'alvéole ; la sécrétion éburnée l'embrasse, en formant, comme pour la partie supérieure, des chapiteaux de moins en moins évasés, qui descendent jusqu'au pédicule du corps papillaire, l'enveloppent, et se moulent sur le fond de l'alvéole, et ne laissent plus qu'un étroit passage pour les vaisseaux et les nerfs qui vont au centre de la dent, après avoir pénétré dans le petit sac membraneux qu'ils percent obliquement à son fond (1).

C'est par la couronne que l'ossification a commencé, solidifiant d'abord chaque sommet ou cuspide du follicule, où la matière éburnée a le plus d'épaisseur, descendant ensuite le long des côtés du noyau, pour former le fût mince et cylindrique de la dent ; puis incrustant, pour façonner la racine, chacun des pédicules du germe, qui lui-même, quelque petit qu'il soit (2), est

______

(1) Delabarre, thèse citée.
(2) Rosset, ouvrage cité.

l'image réduite de la dent à laquelle il donnera naissance. Pour celles qui présentent plusieurs racines, les parties, d'abord séparées, s'unissent, mais de manière à ce qu'il semble toujours qu'elles constituent deux dents distinctes, mais réunies.

Peu à peu, à mesure que les lames concentriques, comme je l'ai dit, s'ajoutent les unes aux autres, elles rétrécissent la cavité qui occupait le centre de l'ostéide; le noyau pulpeux, comprimé, perd de son volume, et ne consiste plus qu'en un léger renflement, bien moindre que chez le fœtus.

Mais la dent n'a pas attendu cet accroissement complet pour se produire au dehors, recouverte par une autre sécrétion plus dure, soyeuse et cristallisée en filets perpendiculaires que lui ont fournie, suivant Hérissant, Meckel et Cuvier, les glandules de la membrane interne de la papille. Molle et friable dans l'origine, mais promptement solidifiée, cette couche d'émail s'arrête au collet, point où adhère le bord dilaté du goulot dentaire, dont les doubles parois se sont réunies par adhérence pour envelopper la racine de la dent, et lui servir de périoste (1).

Des seize dents qu'offre chacune des mâchoires

---

(1) Lorsqu'une dent paraît sur le bord gengival, la racine n'a point encore acquis tout son développement : elle est encore pulpeuse, et ne s'allonge que peu à peu. (Toirac, *Archiv. méd.*, t. XVII, p. 268).

d'un adulte, et dont je n'ai pas à indiquer la forme, les noms et les usages, dix apparaissent d'abord, tombent ensuite, et se renouvellent; aussi les a-t-on appelées *dents de lait, dents caduques, infantiles* ou *temporaires*. Plusieurs ont leur couronne à peu près formée à l'époque de la naissance, et leurs racines en partie développée; mais il faudra pour chacune d'elles un temps d'incubation plus ou moins long encore (1). L'éruption des plus précoces ne commence guère qu'au sixième ou au septième mois, terme moyen, souvent même un peu plus tard.

La gencive, amincie peu à peu par l'effet de la distension qu'éprouve son ouverture jusque-là cachée, s'entr'ouvre pour donner passage, au milieu de phénomènes plus ou moins caractérisés, et souvent graves, à la couronne des deux incisives moyennes de la mâchoire inférieure (2). Quinze jours ou trois semaines après, les correspondantes apparaissent au bord alvéolaire supérieur. Vers le huitième mois, on voit sortir les

---

(1) La couronne des incisives est seule complète, et leurs racines peuvent être distinguées; les molaires n'ont que leurs tubercules ossifiés.

(2) La dentition est orageuse chez les scrofuleux surtout, comme je l'ai bien souvent observé. Leurs dents sont, en général, larges et grosses au moment où elles commencent à paraître.

deux incisives latérales; du douzième au quatorzième, les quatre premières molaires; au dix-
huitième environ, les canines ou mieux les la-
nières; et enfin, les quatre dernières molaires
vers la fin de la seconde année (1).

A part quelques exceptions, c'est par la mâchoire diacrânienne que l'évolution commence,
suivant l'ordre indiqué pour les incisives; ainsi,
une paire de dents inférieures paraît dabord, et
ensuite la paire supérieure correspondante (2).

Boyer (3), et après lui M. Pelletier (4), porte à
vingt-quatre le nombre des premières dents.
Nous verrons bientôt la cause de cette augmen-
tation de nombre.

La première dentition est à peine achevée,
que la seconde commence, car on nomme ainsi,
non-seulement celle qui doit remplacer les dents
temporaires dont nous venons de parler, mais
encore celle qui leur en adjoindra, dont le re-
nouvellement ne s'effectuera point. De ce nombre est la première grosse molaire, qui se place

---

(1) Selon Laforgue, il n'en est jamais autrement : «Tous
les enfants que j'ai examinés, dit-il, avaient les premières molaires avant les canines.» Il ajoute : «Les molaires de lait sont, règle générale, sorties à deux ans.»
(2) Il en sera de même pour celles de remplacement.
(3) Boyer, *Anat.*, t. I, p. 177.
(4) *Physiologie*, t. II, p. 192.

immédiatement derrière la seconde molaire de lait, et qui paraissant souvent très-peu de temps après celle-ci (vers quatre ou cinq ans), a été rangée à tort par quelques physiologistes parmi les temporaires. D'autres organes inclus, comme les follicules qui viennent de nous occuper, dans l'épaisseur de l'arc dentaire, formés à la même époque, et logés dans de petites cavités d'attente, sous, derrière ou entre les racines des dents de lait, se sont accrus insensiblement, après leur longue incubation préparatoire (1). Soit que de leur développement résulte l'atrophie de ceux qu'ils doivent remplacer, soit que, par suite du rétrécissement successif de la cavité pulpeuse qui les nourrissait, ces derniers ne reçoivent plus la vie, toujours est-il qu'au bout d'un temps assez court, le pédicule de la papille caduque est détruit, la racine de la dent est absorbée: elle devient dès lors un corps étranger, qui bientôt sera éliminé, après s'être ramolli. Sa chute, du reste, à laquelle contribue certainement aussi l'agrandissement progressif de l'alvéole, a lieu dans le même ordre que son éruption (2).

----

(1) Les germes de remplacement sont visibles du troisième au quatrième mois ; ceux des petites molaires ne le deviennent que dans la première année après la naissance.

(2) M. Blandin remarque que les racines des tempo-

A mesure que la dent de remplacement s'élève du fond de l'alvéole, par un mécanisme tout à fait semblable à ce qui s'est passé pour la précédente éruption, tantôt elle rencontre et presse à nu le *septum* par lequel sont séparées les loges qui enfermaient ces deux organes : alors elle agit directement sur la racine de la temporaire qu'elle contribue à ébranler; tantôt, mais avec plus de peine, elle se fraye un passage vers le bord alvéolaire, sans altérer la paroi de la première (1).

C'est entre la cinquième et la sixième année, époque variable suivant bien des circonstances de tempérament, de santé, d'hérédité, et sans doute aussi suivant que la première dentition a été plus ou moins précoce, c'est, dis-je, vers la

---

raires sont généralement plus courtes que celles des permanentes; leur substance est moins dure; elles s'usent plus vite par le frottement, et éclatent sous l'influence de la dessiccation avec une facilité singulière (Thèse de concours, 1836, p. 19).

(1) Laforgue prétend que la partie de l'alvéole que les dents doivent traverser se détruit, et que la matière en est résorbée avant que les dents y passent (Ouvrage cité, p. 46). M. Miel fait observer que la dent de remplacement ne se borne pas à user la racine de celle dont elle va prendre la place, mais qu'elle mine aussi tout ce qui s'oppose à sa sortie ou à son propre développement, quand bien même ce seraient les dents voisines (*Mém. de la Soc. méd. d'encourag.*, t. VII, p. 430).

cinquième ou la sixième année que commence le remplacement des dents de lait dans l'ordre suivant : la première molaire permanente (1), de six à huit ans ; l'incisive centrale, qui paraît après que la dent caduque correspondante est tombée ; puis vient, à peu d'intervalle, l'incisive latérale de remplacement. Vers l'âge de neuf ans, l'enfant met la première petite molaire ; la canine de onze à douze ; la seconde petite molaire de douze à treize ; puis, entre la douzième et la quatorzième année, la troisième petite mâchelière. Il ne reste plus à voir se développer que la dent dite de *sagesse,* ou molaire tardive, qui ne vient guère qu'entre dix-huit et trente ans, souvent même à un âge plus avancé.

Les grosses mâchelières, qui toutes sont dirigées obliquement en avant au moment de leur apparition, se redressent lorsque les bords alvéolaires, refoulés par elles, se modifient eux-mêmes dans leur direction (2). Je vais indiquer sommairement les anomalies diverses que l'on observe quand on étudie les dents. Tantôt c'est leur nombre qui varie en plus ou en moins, et alors la dernière molaire, une canine, une bicuspide ou une incisive ne se développent pas ; mais

---

(1) Cette dent n'est pas un organe de remplacement.
(2) Blandin, p. 133, et Cuvier, p. 324.

plus souvent on rencontre quelques surnuméraires (1), surtout à la mâchoire supérieure : tantôt elles apparaissent dans des lieux insolites, alors il y a aberration; ou bien elles sont transposées, et occupent la place les unes des autres. Dans d'autres cas, elles subissent un mouvement de torsion qui porte en avant un de leurs bords, et quelquefois aussi leur face linguale (2). On en a vu adhérer entre elles par leur base ou leur sommet, ou être liées par une substance intermédiaire. Parfois leur développement est très-précoce, ou bien, au contraire, et c'est plus fréquent, il est plus tardif que de coutume, et elles n'apparaissent qu'au dixième ou au quinzième mois (3).

L'examen chimique et microscopique, et l'anatomie comparée, me fourniraient encore bien

---

(1) Parce que quelques-unes des dents de lait ne sont pas tombées.

(2) Cela n'a guère lieu que pour les pivotantes.

(3) Quoique je veuille m'abstenir de citer des exemples, je rappellerai celui d'un enfant élevé à l'établissement de charité de Naples, dont le développement physique n'avait rien d'anormal, et qui, à sa dix-septième année, n'avait encore aucune trace de dents. Leur éruption commença alors aux deux mâchoires, et suivit, dès ce moment, la marche ordinaire (*Revue méd.*, 1839, t. I, p. 111).

des pages, si je pouvais m'y arrêter. Les maladies de ces importants organes et les indications séméiologiques que l'on peut tirer de leur inspection, m'offriraient encore un vaste sujet de recherches; mais je dois me renfermer dans les bornes strictes du sujet, et décrire simplement, en l'étendant un peu, l'influence de leur arrangement sur les arcs alvéolaires.

II.

La présence et la disposition des dents imprime aux mâchoires, et surtout aux arcades alvéolaires, des modifications remarquables dans leurs dimensions, dans leur direction et dans leur forme.

Sur l'embryon, lorsque les germes commencent à paraître, la portion qui les contient ne consiste encore qu'en une simple rigole emplie de tissu spongieux, et que ne divisent point encore les cloisons membraneuses d'abord, osseuses ensuite, dont l'usage est d'isoler chaque organe et de l'assujettir à sa place (1). Bientôt un *septum* sépare, dans des loges distinctes, les follicules de la première dentition d'avec ceux de la seconde. Voilà donc une double série d'alvéoles qui se trouvera réduite à un seul rang, lorsque les dents temporaires auront disparu : aussi le bord de l'os maxillaire perdra-t-il proportionnellement beaucoup de son épaisseur. C'est à l'âge de six à sept ans qu'elle est la plus considérable, parce que les deux dentitions sont encore en présence : celle qui vient, et celle qui s'en va.

A mesure que les dents se font jour au dehors,

----

(1) Delabarre, thèse citée.

les parois qui doivent les contenir se moulent autour d'elles, et les pressent comme une véritable sertissure; après leur chute, ces mêmes cavités se rétrécissent peu à peu, s'affaissent, se transforment, et finissent par présenter chez le vieillard une sorte de biseau mince et une surface unie. Toute trace d'alvéole s'est effacée.

En même temps qu'elle s'amincit, cette portion de la mâchoire perd aussi de sa hauteur et se rapproche, sous ce rapport, comme sous d'autres que nous verrons, des dimensions qu'elle avait chez le fœtus (1).

Le bord gengival, demi-circulaire chez l'enfant, devient parabolique chez l'adulte, et reprend, dans un âge avancé, sa forme primitive.

A l'époque de la seconde éruption, les alvéoles s'élargissent pour recevoir les dents de remplacement qui sont plus larges et plus grosses que n'étaient les caduques. Tant qu'elles restent enfermées dans l'épaisseur de l'os maxillaire, les

-----

(1) L'os maxillaire inférieur de l'enfant qui vient de naître a le septième de la hauteur de la tête. A quarante ans, il fait un peu moins du cinquième. Après l'oblitération des alvéoles, il finit par n'avoir pas la moitié de la hauteur qu'il avait dans l'homme de moyen âge. Il en est à peu près de même, mais dans de moindres limites, pour la mâchoire supérieure, mesurée depuis l'épine nasale inférieure (Cuvier, p. 135).

canines supérieures et inférieures sont constamment hors de rang. Ainsi, comme l'a prouvé M. Oudet, à l'aide de plâtres moulés sur nature, l'arc alvéolaire antérieur s'agrandit pour recevoir les incisives secondaires (1).

Il s'ouvre en proportion de leur volume, et aussi de l'épaisseur des canines qui reprennent leur place (2).

Lorsque toutes les dents sont régulièrement disposées, l'espace qu'elles occupent est nécessairement plus grand que lorsque quelques-unes d'entre elles s'imbriquent derrière les autres, ou se placent de champ. Le bord alvéolaire qui se développe avec elles sera d'autant plus étendu en longueur que leur nombre sera plus considérable, leur arrangement plus correct; qu'elles seront plus espacées et plus volumineuses. Le bord croît sous ce rapport depuis le commencement de la vie jusqu'à la sortie de la dernière

---

(1) *Acad. de méd.*, octobre 1835. — Longtemps avant ce médecin, M. Delabarre avait obtenu les mêmes résultats par des procédés semblables, comme le prouvent les planches lithographiées de sa *Méthode naturelle de diriger la seconde dentition*, publiée en 1826.

(2) Léveillé, *Mém. sur les rapp. qui existent entre les prem. et les secondes dents. Soc. méd. d'encourag.*, t. VII, p. 224. — Selon M. Delabarre, l'évulsion hâtive des dents de lait contribue à faire resserrer l'arc alvéolaire (Thèse citée).

molaire (1). S'il ne décroît pas beaucoup en longueur chez le vieillard, cela dépend uniquement
de ce qu'il est maintenu par les parties non den-
taires de l'os maxillaire qui ne peuvent prendre
le même retrait (2).

Si les dents sont inclinées en avant ou en arrière, l'arc dentaire suit ce mouvement. Chez les
peuples de la race caucasienne, les dents se
portent presque directement en bas. Les inférieures, et surtout celles qui occupent les côtés
de la bouche, sont toutes obliques en haut et en
dedans, de sorte qu'on ne voit plus que leur
face externe (3). Telle est aussi, par conséquent,
la direction des alvéoles. Elles sont inclinées en
avant comme les incisives, dans les races dont
l'angle facial est très-allongé.

Mince en avant et sur les côtés, pour recevoir une racine unique et peu volumineuse, le
bord alvéolaire devient épais et large à sa partie postérieure où s'implantent les multicuspides.

---

(1) La denture est ordinairement plus régulière à la
mâchoire supérieure qu'à l'autre. Les incisives d'en haut
sont aussi plus fortes que celles d'en bas, et plus pro-
jetées en avant. Ces deux circonstances concourent sans
doute à donner plus d'étendue à l'arc syncrânien qui
recouvre et dépasse l'arc inférieur.

(2) Blandin, ouvrage cité, p. 150.

(3) Gerdy, *Anat. des formes ext. du corps hum.*, p. 27.

Dans la vieillesse, la symphyse du menton devient oblique d'arrière en avant et de haut en bas, disposition inverse de celle du fœtus, car, chez lui, l'occlusion des germes faisant proéminer le bord alvéolaire, détermine une légère obliquité d'avant en arrière et de haut en bas (1).

La base du maxillaire inférieur est légèrement arquée, surtout en arrière, et ne peut reposer sur un plan horizontal chez l'enfant et le vieillard. Elle est tout à fait droite chez l'adulte (2).

Dans les premiers mois de la vie embryonaire, le canal dentaire inférieur est très-large, et ne commence à diminuer que lorsque les cloisons membraneuses apparaissent et s'ossifient pour séparer les germes. Très-réduit déjà à l'époque de la seconde dentition, il disparaît complétement sur les mâchoires séniles.

Chez le nouveau-né, le rebord alvéolaire se trouve au niveau du condyle, au-dessus duquel l'apophyse coronoïde s'élève de toute sa hauteur. A sept ans, le condyle n'est guère plus inférieur à cette apophyse : il lui est égal à dix, et la dépasse à trente. Chez le vieillard, les rapports de l'état fœtal reviennent.

____

(1) Cruveilhier, *Anat. descript.*, t. i, p. 170.

(2) Miel, *Recherches sur le mode d'accroissem. des mâchoires.*

La tubérosité molaire et la base de l'apophyse coronoïde, peu volumineuses au moment de la naissance, se renflent à mesure que les dents molaires se développent : elles diminuent d'épaisseur, lorsque l'éruption de ces organes est achevée.

Il est encore des changements que l'accroissement ou la chute des dents impriment à la direction du condyle, à celle de l'apophyse coronoïde, ainsi qu'à la position relative de l'ouverture externe du canal maxillaire, que M. Duval a si bien démontrée (1) : quoique liés à l'étude du sujet qui m'occupe, ils s'en éloignent assez pour que je me borne à les indiquer, de même que les modifications imprimées à l'angle facial par la présence ou l'absence des dents.

(1) *Journ. de méd. et de chirur.*, 1812, t. XLV, p. 320. — Le trou mentonnier, qui, sur un sujet de trente ans, s'ouvre au-dessus de la partie moyenne de la mâchoire, en occupe le bord supérieur chez un sujet décrépit (*Physiol.* de Richerand, t. I).